「话骨聊伤」系列

下肢
常见疾病与损伤

XIAZHI
CHANGJIAN JIBING YU SUNSHANG

付备刚　马　明　编　著

科学出版社

北京

内 容 简 介

　　本书是以现代社会人群中常见的骨科下肢损伤与疾病为主要内容编写而成的科普读物,主要围绕股骨近端、围膝关节骨创伤及髋、膝部常见急慢性骨病的诊断与治疗进行阐述,同时介绍了各部位骨折的分型、损伤机制及骨病的病理生理特点。本书以髋、膝部常见骨创伤及骨病的治疗方法为重点,不仅介绍了临床常见的保守治疗和手术治疗方案,而且还结合作者的经验介绍了临床诊断的要点和技术操作要领,以便读者系统认识髋、膝部多种损伤与疾病。

　　本书图文并茂、通俗易懂,既可为广大读者,尤其是下肢损伤与疾病患者提供相关指导,也可为从事骨科临床工作的医生提供参考。

图书在版编目(CIP)数据

下肢常见疾病与损伤 / 付备刚,马明编著. —北京:科学出版社,2020.1
("话骨聊伤"系列)
ISBN 978-7-03-062489-5

Ⅰ. ①下… Ⅱ. ①付… ②马… Ⅲ. ①下肢—常见病—防治 Ⅳ. ①R658.3

中国版本图书馆 CIP 数据核字(2019)第 217974 号

责任编辑:朱　灵 / 责任校对:谭宏宇
责任印制:黄晓鸣 / 封面设计:殷　靓

科学出版社 出版
北京东黄城根北街 16 号
邮政编码:100717
http://www.sciencep.com

南京展望文化发展有限公司排版
江苏省句容市排印厂印刷
科学出版社发行　各地新华书店经销

*

2020 年 1 月第 一 版　开本:A5(890×1240)
2020 年 1 月第一次印刷　印张:1 3/4
字数:47 000

定价:30.00 元
(如有印装质量问题,我社负责调换)

"话骨聊伤"系列编委会

主 编

王秀会 李 明

编 委

（按姓氏笔画排序）

王秀会 王明辉 付备刚 李 明 李卓凯

沈 超 陈 诚 易存国 高 峰 郭万凯

郭胜洋 崔 鎏 崔 煦

"话骨聊伤"系列序

随着我国经济的迅速发展,人民的生活水平逐年提高。据2018年底的调查结果显示,我国人均寿命已经达到78岁。人民对健康的要求和期望值与日俱增,无论是学语的孩童,还是精壮的青年,又或是耄耋的老人,对健康有着不同的需求。

很多情况下,似乎是年纪大了才患上各种各样的疾病,其实从青年甚至更小的年龄开始,就应该有意识地关注自身的健康问题。为此,一些致力于医学科普和传播健康知识的医学专业人士不断努力,通过各种形式开展工作,旨在提升老百姓的医学认知水平。

"话骨聊伤"系列图书从骨与关节疾病及损伤入手,密切结合当前老百姓对健康的基本需求,从基本的医学知识,到药物使用常识,再到看病求医的路径,为老百姓提供基本的健康知识和科学的保健指导,促进自我保健、家庭保健,以正确的方式方法提醒老百姓培养健康的生活方式,对身体出现的一些信号进行有效识别,从而得到及时、有效的治疗,而不是感觉异样要熬一熬,等发现有病就乱投医。

本系列图书围绕常见的骨伤、骨病分为脊柱、上肢、下肢、足踝部常见疾病与损伤,以及骨伤科的求医问药,以通俗的语言向读者介绍与传播骨伤、骨病的知识,如临床表现、病因、治疗方式等。本系列图书的撰写者都是该领域的高级职称医师,常年奋斗在临床第一线,拥有丰富的治疗经验,非常清楚患者的困惑和需求。希望本系列图书的出版能够为医学知识普及与健康促进工作做出贡献。书中内容如有不到之处,敬请专家、学者、读者多提宝贵意见,以求进一步充实完善。谢谢!

王秀会

前　言

随着我国提早进入老龄化社会及交通工具的发达普及，老年退变性骨关节疾病及骨创伤的发生率逐年上升，对广大民众的身心健康造成了极大的危害。在各类骨科疾患中，下肢尤其是髋、膝部的骨科疾患，由于影响患者的日常活动，相比其他部位的骨科疾患对患者的康复影响更大。

骨科疾患治疗技术的进步和发展，有赖于临床医生将自己的研究成果、成功经验乃至失败教训，通过各种途径不断地进行交流和讨论，但这些经验和教训，同样离不开患者自身对这些疾患认识的提高和普及。所谓"预防为先，治疗在后"，只有广大民众充分认识疾病的发展及转归，才能真正做到有效的预防。

本书分别介绍了股骨颈骨折、股骨粗隆间骨折、髌骨骨折、胫骨平台骨折及半月板损伤等下肢最常见的骨创伤，同时也介绍了股骨头缺血性坏死、膝关节化脓性关节炎及膝关节骨关节炎等常见的下肢骨病。书中除了阐述髋、膝部骨科疾患的基础与临床知识，更应用了大量通俗易懂的语言来描述这些疾患的基本定义和诊断治疗，图文并茂，简单易懂，便于读者理解。

由于笔者水平有限，加之本书是在从事繁忙临床工作的同时，利用业余时间编写而成的，如存在不足之处，恳请广大读者予以批评指正。

付备刚

2019 年 7 月 26 日

目　录

股骨颈骨折

股骨颈骨折(femoral neck fracture)是指以髋部疼痛、腹股沟中点附近有压痛和纵轴叩击痛为主要表现的股骨头下至股骨颈基底部骨折。

股骨颈位于股骨头与股骨粗隆部之间,为人体承受剪力最大的解剖段。各种年龄段均可能发生股骨颈骨折,但以50岁以上的老年人最为多见,女性多于男性。随着人的寿命延长,其发病率日渐增高。由于股骨颈骨折常在骨质疏松的基础上发生,较轻的外伤暴力可以导致老年人股骨颈骨折。而中青年股骨颈骨折常由较大暴力引起。股骨颈骨折的致残率和致死率均较高,已成为导致老年人生活质量下降或死亡的主要威胁之一,临床治疗中,骨折不愈合和股骨头缺血性坏死是两个主要问题。

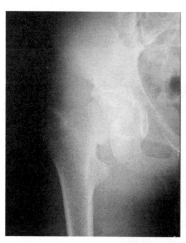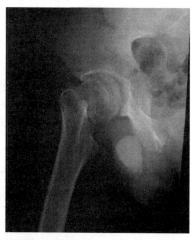

右股骨颈骨折正侧位 X 线片

病因

造成老年人骨折有内、外两个基本因素。内因是由于骨强度下降,出现骨质疏松,股骨颈部张力骨小梁变细,数量减少甚至消失,压力骨小梁数目也减少;股骨颈上区滋养血管孔密布,均可使股骨颈生物力学结构削弱,使股骨颈脆弱。外因是由于老年人髋周肌群退变,反应迟钝,不能有效地抵消髋部有害应力,加之髋部受到应力较大(一般为体重的 2~6 倍),局部应力复杂多变,因此不需要多大的暴力,如平地滑倒、由床上跌下,或下肢突然扭转,甚至在无明显外伤的情况下都可能发生骨折。

青壮年股骨颈骨折往往是由于严重损伤如车祸或高处跌落导致,偶有因过度、过久负重劳动或行走逐渐发生骨折者,称为疲劳性骨折。

临床表现

老年人跌倒后诉髋部疼痛,不敢站立和走路,应想到有股骨颈骨折的可能。

(1)畸形:患肢多有轻度屈髋屈膝及外旋畸形。

(2)疼痛:髋部疼痛,移动患肢时疼痛更为明显。在患肢足跟部或大粗隆部叩打时,髋部也感疼痛,在腹股沟韧带中点下方常有压痛。

(3)肿胀:股骨颈骨折多为囊内骨折,骨折后出血不多,又有关节外丰厚肌群的包围,因此,外观上局部不易看到肿胀。

(4)功能障碍:移位骨折患者在伤后就不能坐起或站立,但也有一些无移位的线状骨折或嵌插骨折病例,在伤后仍能走路或骑自行车。

辅助检查

股骨颈骨折的最终确诊需要做髋正侧位 X 线片检查,应注意的是有些无移位的骨折在伤后立即拍摄的 X 线片上可能看不见骨折线,当时可行 CT、MRI 检查,或者等 2~3 周后再复查,因骨折处部分骨质发生吸收现象,骨折线才清楚地显示出来。因此,凡在临床上怀疑股骨颈骨折的,虽 X 线片上暂时未见骨折线,仍应按嵌插骨折处理,2~3 周后再复查。多发损伤也是容易漏诊的情况,常发生于青年人,由于股骨干骨折等一些明显损伤掩盖了股骨颈骨折,因此医生会建议患者做髋部检查。

❧ 股骨颈骨折分型

股骨颈骨折分型的依据有多种,概括起来可分为 3 类:① 骨折的解剖部位;② 骨折线的方向;③ 骨折移位程度。

1. 按解剖部位分型

许多学者曾根据骨折的解剖部位将股骨颈骨折分为 3 型:头下型、经颈型和基底型。其中头下型和经颈型属于关节囊内骨折,而基底型则属于关节囊外骨折。

2. 按骨折线方向分型(Passels 分型)

1935 年,Passels 根据股骨颈骨折线的方向将股骨颈骨折分为 3 型:

- Ⅰ型——即骨折线与水平线夹角为 30°。
- Ⅱ型——即骨折线与水平线夹角为 50°。
- Ⅲ型——即骨折线与水平线夹角为 70°。

Passels 认为,夹角越大,即骨折线越垂直,骨折端受到剪力越大,骨折越不稳定,不愈合率随之增加。

3. 按骨折移位程度分型(Garden 分型)

1961 年,Garden 根据骨折移位程度,将股骨颈骨折分为 4 型:

- Ⅰ型——不全骨折,股骨颈下方骨小梁完整,该型包括所谓外展嵌插型骨折。
- Ⅱ型——完全骨折,但无移位。
- Ⅲ型——完全骨折,部分移位,该型骨折 X 线片上可以看到骨折远端上移、外旋,股骨头常后倾,骨折端尚有部分接触。

• Ⅳ型——完全骨折,完全移位。该型骨折 X 线片上表现为骨折端完全无接触,而股骨头与髋臼相对关系正常。

Garden 分型中自Ⅰ型至Ⅳ型,股骨颈骨折严重程度递增,而不愈合率与股骨头缺血性坏死率也随之增加。

🏵 股骨颈骨折的诊断

股骨颈骨折的诊断要素包括外伤史,髋部疼痛,不能站立行走,患肢典型的屈髋、屈膝及外旋畸形,患侧大粗隆在 Atone 线之上,大粗隆与髂前上棘间的水平距离较健侧缩短;X 线片及 CT 检查,能确立股骨颈骨折的诊断。

🏵 股骨颈骨折的治疗

绝大多数诊断明确的病例需要尽快进行手术治疗,使患者可以早期活动、降低卧床并发症风险、改善预后。具体手术方式取决于骨折的移位程度和稳定性,以及年龄、合并症、骨质疏松程度、骨折前的髋关节功能和生活状态。髋部骨折是下肢深静脉血栓形成的高危因素,最根本的预防和治疗措施还是尽快手术、及早离床活动。

(1)无移位或嵌插骨折(Garden Ⅰ型和Ⅱ型):治疗原则是避免骨折移位,多采用原位固定的手术方式。对于头下型和经颈型骨折,尤其是 Paella Ⅰ型和Ⅱ型者,一般采用多枚空心拉力螺钉来进行骨折的固定。通常使用 3 枚空心拉力螺钉,彼此平行,形成倒三角分布(下、前上、后上),即可达到最佳的力学固定效果,这种固定模式适用于大多数的骨折类型。

(2)移位骨折(Garden Ⅲ型和Ⅳ型):手术方式包括闭合复位内固定、切开复位内固定、人工股骨头置换和全髋关节置换。具体手术方式的选择取决于患者的具体情况,如骨折位置、稳定性、粉碎程度;患者相关因素如年龄、伤前活动水平、预期寿命、内科合并症等。

闭合或切开复位内固定适用于年轻患者和生活状态活跃的老年患者,也适用于特别虚弱或骨折前就无法离床活动的患者,这类患者往往不适合接受创伤相对较大的关节置换手术。无论是闭合还是切开复位,对复位精确度的要求是非常高的,因为复位不良是骨折不愈合、术后髋关节功能不良和再手术的强预测因素。内翻移位、偏心距下移和后倾移位必须得到纠正,因为这类移位会大大增加不愈合、内固定物失效和股骨头坏死的可能性。人工关节置换适用于年龄较大、移位明显的股骨颈骨折患者。对于日常活动量较少的老年人来说,人工股骨头置换术可以有效缓解疼痛、早期活动、对远期的关节功能恢复也有利。而对于健康状况良好、预期寿命较长、生活较为积极的老年人,则应当考虑采取全髋关节置换术,尤其是受伤前合并有髋关节骨关节炎者。

❦ 股骨颈骨折的并发症

股骨颈骨折最常见的严重并发症为骨不连和股骨头坏死。

(1)延迟愈合和不愈合:股骨颈骨折经治疗后 6 个月内仍未完全愈合,应诊断为延迟愈合。股骨颈骨折后骨不愈合的发生与年龄、骨折移位程度、骨折线位置和骨质疏松的严重程度等有关,不少患者可因此发生再移位。应根据股骨头存活情况选择再行带血供骨瓣移植或关节置换术,股骨头坏死或已有移位者应行人工关节置换术。

(2)股骨头缺血性坏死:骨折已愈合、股骨头坏死尚未严重变形、临床症状较轻的患者,不必急于手术。可令其保持正常生活,防止过多负重和运动。不少患者可在股骨头缺血性坏死后仍保持多年正常生活和轻负荷工作。出现骨关节炎症状的患者,可服用中药或非甾体抗炎药。疼痛与功能障碍明显加重后,需考虑全髋关节置换术。

股骨粗隆间骨折

　　股骨粗隆间骨折(intertrochanteric fracture of the femur)是指以局部疼痛、肿胀明显,瘀斑广泛,患者不能站立或行走,患肢明显缩短、内收、外旋畸形,髋关节任何方向的主动和被动活动受限等为主要表现的股骨大小转子间骨折。股骨粗隆间骨折是老年人常见损伤,患者平均年龄比股骨颈骨折患者大5~6岁。由于粗隆部血运丰富,骨折后极少不愈合,但非常容易发生髋内翻。高龄患者长期卧床引起并发症的较多。

❦ *病因*

　　(1) 直接暴力:大粗隆受到直接打击。

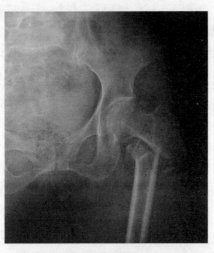

左侧股骨粗隆间骨折正位 X 线片

（2）间接暴力：下肢突然扭转,跌倒时强力内收或外展。

（3）骨质疏松：骨质疏松本身不是单独的危险因素,绝经后妇女增加锻炼、激素替代治疗并摄入足够的钙质能够降低发生股骨粗隆间骨折的概率。

临床表现

患者多为老年人,伤后髋部疼痛,不能站立或行走,下肢短缩及外旋畸形明显,无移位的嵌插骨折或移位较少的稳定骨折,上述症状比较轻微。检查时可见患侧粗隆升高,局部可见肿胀及瘀斑,局部压痛明显。叩击足跟部常引起患处剧烈疼痛。往往需经 X 线片检查后,才能确定诊断,并根据 X 线片进行分型。

辅助检查

（1）X 线片检查：对损伤部位及时拍摄双髋关节前后位 X 线片、股骨全长 X 线片。

（2）CT 检查：进一步明确骨折详细情况,指导治疗方案的制定。

股骨粗隆间骨折分型

1. 按骨折线方向分型

此分型目的在于表示股骨粗隆间骨折稳定性。

• 顺粗隆间线型（骨折）——骨折线由大粗隆向内下至小粗隆,其走行与粗隆间线平行,称为稳定型。

• 逆粗隆间线型（骨折）——骨折线由大粗隆下方向内上达小粗隆的上方,称为不稳定型。有时骨折线难以分辨走向,呈粉碎骨折,其稳定性亦差。

2. 改良 Evans 或 Evans-Jensen 分型系统

• Ⅰ 型——2 部分骨折,骨折无移位。

- Ⅱ型——2部分骨折,骨折有移位。
- Ⅲ型——3部分骨折,由于大转子骨折块移位而缺乏后外侧支持。
- Ⅳ型——3部分骨折,由于小转子或股骨矩骨折缺乏内侧支持。
- Ⅴ型——4骨折片段,缺乏内侧和外侧的支持,为Ⅲ型和Ⅳ型的结合。

3. AO分型

此类分型一共分为三大型,每一大型又各分为三个亚型。

目前的骨折分型中,临床指导意义最大的为 AO 分型,其对治疗方案及内固定的选择起到很好的指导作用,对判断预后及康复锻炼也有一定指导意义。

股骨粗隆间骨折 AO 分型表

分　型	临　床　症　状
A1 型	
A1.1 型	骨折线位于小粗隆上缘,大小粗隆完整
A1.2 型	骨折线自大粗隆延伸至小粗隆部
A1.3 型	骨折线自大粗隆延伸至小粗隆下
A2 型	
A2.1 型	骨折线自大粗隆至小粗隆,大粗隆粉碎
A2.2 型	骨折线自大粗隆至小粗隆,大小粗隆均粉碎
A2.3 型	大小粗隆粉碎伴粗隆间骨折粉碎,骨折极不稳定
A3 型	
A3.1 型	股骨近端外侧壁不完整,骨折线位于粗隆下,反向延伸至小粗隆
A3.2 型	骨折线位于粗隆下,外侧壁不完整,平行延伸至小粗隆
A3.3 型	股骨近端外侧壁不完整,骨折线延伸至小粗隆伴小粗隆粉碎

股骨粗隆间骨折的诊断

股骨粗隆间骨折的诊断要素包括有明显外伤史、患肢疼痛、活动受限。X线片可确定骨折部位及移位情况。

股骨粗隆间骨折的治疗

股骨粗隆间骨折患者多为高龄老人,由于死亡和髋内翻的高发生率,国外已经很少采用非手术治疗,现多主张对有条件的患者尽早进行手术治疗,以获得稳定的复位、牢固的内固定,使患者早日恢复功能。但在手术条件不具备时仍可采用非手术治疗。

1. 非手术治疗

非手术治疗的目的在于纠正下肢短缩、外旋和髋内翻畸形。牵引疗法适于所有类型的粗隆间骨折患者,尤其是无移位的稳定性骨折并有较严重内脏疾患不适合手术者。牵引疗法的优点是可控制患肢外旋,对稳定型骨折,牵引8周,然后活动关节,用拐下地,但患肢须待12周临床骨折愈合坚实后才可负重,以防髋内翻的发生。

对不稳定型骨折牵引的要求是:① 牵引重量约占体重的1/7;② 一旦髋内翻畸形矫正后,需保持占体重1/7~1/10(5~7千克)的牵引重量,以防髋内翻畸形再发;③ 牵引应维持足够时间,一般均应超过8~12周,骨折愈合初步坚实后才可牵引。

2. 手术治疗

手术治疗适用于成人各种类型骨折,目前常用的手术方法可分为髓外和髓内固定两种。髓外固定以动力性髋螺钉(dynamic hip screw, DHS)固定为代表;髓内固定则以股骨近端髓内钉(proximal femoral nail, PFN)、股骨近端抗旋髓内钉(proximal femoral nail antiration, PFNA)固定为代表。动力性髋螺钉较适用于稳定型骨折。

而股骨近端髓内钉、股骨近端抗旋髓内钉适用于严重粉碎的不稳定型骨折。由于 PFN 系统的生物力学特性符合生物负重力线,可负担大部分经过股骨近端特别是内侧的负荷,股骨距区压应力减少至几乎为零,并且力臂内移,明显降低钉棒结合处的张应力和压应力,应力遮挡小,有助于骨折愈合。对于骨质疏松的患者,选择髓内固定器械的效果优于选择标准的滑槽钉系统。

3. 术后处理及康复

术后治疗内科合并症的同时,适当应用各种药物,防止感染、应激性溃疡、下肢深静脉血栓形成等手术并发症以及卧床所致的骨质疏松加重。由于粗隆间骨折患者年龄偏高,患者骨折愈合速度较慢,又常伴有骨质疏松,这就决定了任何形式的内固定都应看作是姑息性有限固定而非坚强固定。过分积极的锻炼,尤其是过早负重也是发生髋内翻的原因之一。应注意掌握术后患肢功能锻炼时机、方式和强度,防止矫枉过正。内固定术后 24 小时开始在床上行股四头肌等长收缩锻炼;4 天起使用 CPM(下肢持续被动康复锻炼)机逐渐行髋、膝、踝关节被动活动,但不主张过早下地负重;6 周内避免髋关节主动内收及屈曲;术后 1 月左右 X 线片显示骨折线模糊,有骨痂生长时开始部分负重并逐渐增加,至 3 月后才可完全负重。

股骨头缺血性坏死

股骨头缺血性坏死(ischemic necrosis of the femoral head)又称股骨头坏死,是股骨头血供中断或受损,引起骨细胞及骨髓成分死亡,继而导致股骨头结构改变、股骨头塌陷、关节功能障碍的疾病,是骨科领域常见的难治性疾病。

股骨头坏死好发年龄为20~50岁,男女发病率相似。长期应用激素的患者股骨头坏死的发病率为20%~50%,长期嗜酒人群中股骨头坏死发病率为2%~5%。

❧ 病因

股骨头缺血性坏死主要是由于外伤或疾病等原因导致股骨头血循环障碍引起的,是临床常见的疾病之一,且致残率高,治疗棘手。本病可发生于任何年龄,以成年人发病率高,常累及双侧,亦可单侧发病,一般为慢性起病,病程较长。常见原因包括:① 股骨颈骨折;② 髋关节脱位或创伤;③ Legg-Calve-Perthes病;④ 血红蛋白病;⑤ 减压病;⑥ 长期用皮质激素;⑦ 酒精中毒等。

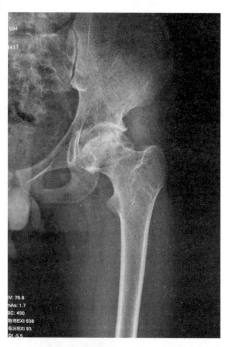

左侧股骨头坏死正位 X 线片

临床表现

股骨头缺血性坏死主要表现为髋部或膝部疼痛并逐渐加剧,跛行,内收肌压痛,髋关节活动受限(尤以外展和内旋为甚),X线片表现为股骨头塌陷、变扁平。多数病例可找出病因。

(1)髋部或膝部疼痛:以内收肌痛出现较早,疼痛为持续性或间歇性,早期多较轻,后逐渐加剧,变为持续不缓解,髋关节活动随之受限。

(2)跛行:随病情发展,由于疼痛致肌肉痉挛,关节活动可受限,髋外展和内外旋受限比屈伸受限更早,最后可致屈曲挛缩,终致跛行。行走困难,尤上下楼梯时明显,甚至扶拐行走。

(3)髋关节活动受限:尤以外展和内旋受限最为明显。

辅助检查

在疾病的不同阶段,X线片检查可发现股骨头密度不均、新月征、股骨头塌陷和变扁等。早期股骨头轮廓正常,但在侧位X线片上,股骨头前侧面持重区关节软骨下的骨质中,可见一条1~2毫米宽的密度减低的弧形透明带,构成"新月征"。这一征象有重要价值。随之出现持重区软骨下骨质密度增高,其周围可见点状、片状密度减低区及囊性改变。最后软骨下骨质呈不同程度碎裂、扁平、塌陷,股骨头变扁平、塌陷、半脱位状,可见骨性关节炎改变。CT、MRI检查可以帮助诊断,同位素骨扫描或ECT提示股骨头区出现放射性缺损区。

分期

目前股骨头缺血性坏死分期使用较多的是Ficat分期。1980

年,Ficat 等根据 X 线片表现和骨的功能性检查(包括测量股骨转子间髓内压、髓内静脉造影和髓芯活检),提出了完善的四期分期体系,1985 年又进行了改良。

* 0 期——患者无症状,X 线片表现正常。
* Ⅰ期——X 线片表现正常,或有轻度弥漫性骨质疏松,患者有疼痛和髋关节活动受限症状,骨的功能性检查可能检测出阳性结果。
* Ⅱ期——X 线片示广泛的骨质疏松,有骨硬化或囊性变,股骨头的轮廓正常,髓芯活检有组织病理学的改变,临床症状明显。
* Ⅲ期——X 线片示股骨头内硬化、囊变,股骨头塌陷,有新月征,关节间隙正常,临床症状明显加重。
* Ⅳ期——骨关节炎期,X 线片示股骨头塌陷,关节间隙变窄,临床症状疼痛明显,髋关节各方向活动明显受限。

✣ 诊断

1. 主要标准

(1)临床症状、体征和病史:以腹股沟和臀部、大腿部为主的关节痛,髋关节内旋活动受限,有髋部外伤史、皮质类固醇应用史、酗酒史。

(2)X 线片改变:股骨头塌陷,不伴关节间隙变窄;股骨头内有分界的硬化带;软骨下骨有透 X 线带(新月征,软骨下骨折)。

(3)核素扫描示股骨头内热区中有冷区。

(4)股骨头 MRI 检查的 T1 加权像呈带状低信号(带状类型)或 T2 加权像有双线征。

(5)骨活检显示骨小梁的骨细胞空陷窝多于 50%,且累及邻近多根骨小梁,有骨髓坏死。

2. 次要标准

(1)X 线片示股骨头塌陷伴关节间隙变窄,股骨头内有囊性变或斑点状硬化,股骨头外上部变扁。

（2）核素骨扫描示冷区或热区。

（3）MRI 示等质或异质低信号强度而无 T1 加权像的带状类型。

符合两条或两条以上主要标准可确诊。符合一条主要标准，或次要标准阳性数≥4（至少包括一种 X 线片阳性改变），则可能诊断。

3．其他

可通过询问病史、临床查体、X 线片检查、MRI 检查、核素扫描、计算机体层成像等方法对股骨头坏死进行诊断。

❧ 股骨头缺血性坏死的治疗

目前尚无一种方法能治愈不同类型、不同分期及不同坏死体积的股骨头缺血性坏死，制订合理的治疗方案应综合考虑分期、坏死体积、关节功能以及患者年龄、职业等多方面的因素。股骨头缺血性坏死非手术治疗的疗效尚难预料。

1．保护性负重

学术界对于该方法能否减少股骨头塌陷仍有争论。使用双拐可有效减少疼痛，但不提倡使用轮椅。

2．药物治疗

药物治疗适用于疾病早期（0 期、Ⅰ 期、Ⅱ 期），可采用非类固醇消炎止痛剂，针对高凝低纤溶状态可用低分子肝素及相应中药治疗，阿仑磷酸钠等可防止股骨头塌陷，扩血管药物也有一定疗效。

3．物理治疗

物理治疗包括体外震波、高频电场、高压氧、磁疗等，对缓解疼痛、促进骨修复有益。

4．手术治疗

多数患者会面临手术治疗，手术包括保留患者自身股骨头手术和人工髋关节置换术两大类。保留股骨头手术包括髓芯减压术、植骨术、截骨术等,股骨头坏死早期、坏死体积在15%以上的患者,如果方法适当,可避免或推迟行人工关节置换术。

(1)股骨头髓芯减压术:建议采用直径约3毫米左右细针,在透视引导下多处钻孔。可配合进行自体骨髓细胞移植、骨形态蛋白植入等。此疗法不应在晚期(Ⅲ期、Ⅳ期)使用。

(2)带血管自体骨移植术:应用较多的如带血管腓骨移植、带血管髂骨移植等,适用于Ⅱ期、Ⅲ期,如应用恰当,疗效较好。但此类手术可能导致供区并发症,并且手术创伤大、手术时间长、疗效差别大。

(3)不带血管骨移植术:应用较多的如经股骨转子减压植骨术、经股骨头颈灯泡状减压植骨术等。植骨方法包括压紧植骨、支撑植骨等。应用的植骨材料包括自体皮松质骨、异体骨、骨替代材料。此类手术适用于Ⅱ期、Ⅲ期,如果应用恰当,中期疗效较好。

(4)截骨术:将坏死区移出股骨头负重区,将未坏死区保留在负重区。应用于临床的截骨术包括内翻或外翻截骨术、经股骨转子旋转截骨术等。该方法适用于坏死体积中等的Ⅱ期或Ⅲ期早、中期的股骨头坏死患者。此术式会为以后进行人工关节置换术带来较大技术难度。

(5)人工关节置换术:股骨头一旦塌陷较严重(Ⅲ期晚期、Ⅳ期、Ⅴ期),出现关节功能障碍或疼痛较重,应选择人工关节置换术。对50岁以下患者,可选用表面置换,此类手术能为日后翻修术保留更多的骨质。但不同手术各有其适应证、技术要求和并发症,应慎重选择。

人工关节置换术对晚期股骨头缺血性坏死患者有肯定疗效,一般认为,非骨水泥型或混合型假体的中、长期疗效优于骨水泥型假体。股骨头坏死的人工关节置换术有别于其他疾病的关节置换术,要注意一些相关问题:① 患者长期应用皮质类固醇,或有基础疾病需继续治疗,故感染率升高;② 长期不负重、骨质疏松等原因导致假体易穿入髋臼;③ 曾行保留股骨头手术,会带来各种技术困难。另外还有死骨清除骨水泥填充股骨头重建术。

另外,学术界对无症状的股骨头缺血性坏死治疗存在争议,有研究认为对坏死体积大(>30%)、坏死位于负重区的患者应积极治疗,不应等待症状出现。

5. 不同分期股骨头坏死的治疗选择

对于0期非创伤性股骨头缺血性坏死患者,如果一侧确诊,对侧高度怀疑0期,宜严密观察,建议每6个月进行MRI随访。Ⅰ期、Ⅱ期患者如果属于无症状、非负重区坏死、病灶面积<15%者,应积极进行保留关节手术或药物治疗等。ⅢA期(出现新月征)、ⅢB期(中度硬化伴囊性变)患者可采用各种植骨术、截骨术、有限表面置换术治疗,症状轻者也可保守治疗。ⅢC期(股骨头部分塌陷)、Ⅳ期患者中,如果症状轻、年龄小,可选择保留关节手术,其他患者可选择表面置换术、全髋关节置换术。

髌骨骨折

髌骨是人体最大的籽骨,形状扁平,近似卵圆形,关节面被数条嵴分成七个面,以匹配髌股关节。髌骨骨折是较常见的损伤,以髌骨局部肿胀、疼痛、膝关节不能自主伸直,常有皮下瘀斑以及膝部皮肤擦伤为主要表现的骨折。髌骨骨折(fracture of patella)占成人全身骨折的 3.0%,治疗不当会影响到髌股关节和伸膝功能。

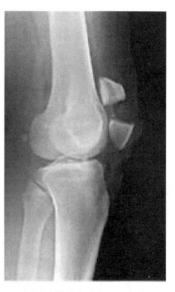

左侧髌骨骨折侧位 X 线片

病因

(1)直接暴力:由于髌骨位置表浅,且处于膝关节的最前方,极易受到直接暴力损伤,如撞击伤、踢伤等。骨折多为粉碎性,移位较少,伸肌支持带很少损伤。因此,患者尚能主动伸直膝关节。

(2)间接暴力:股四头肌突然猛力收缩,超过髌骨的内在应力时,则引起髌骨骨折。骨折多为横行,移位明显,但很少呈粉碎性,伸肌支持带损伤严重,不能主动伸直膝关节。

临床表现

髌骨位置表浅,其本身构成关节的一部分。骨折后,除局部剧痛与伸膝功能障碍外,还出现皮下淤血、关节内积血、膝关节前面甚至两侧明显肿胀。有移位的髌骨骨折,骨折间隙甚易扪得;移位较远者,在伤后不久,可以看到骨折的横形凹陷。

❧ 治疗

治疗原则是尽可能保留髌骨,做到解剖复位,恢复关节面平整,修复股四头肌腱的扩张部。在稳定固定的前提下可进行早期活动,具体康复锻炼情况视固定的稳定程度而不同。

1. 非手术治疗

非手术治疗适用于无移位骨折或轻度移位骨折。如关节腔内积血较多,宜在严格无菌下抽出,用 10° 屈膝位长腿前后石膏托固定。

2. 手术治疗

(1)钢丝环形缝扎:用丝线或钢丝做环形缝扎,适用于粉碎性髌骨骨折。

(2)钢丝张力带缝合:一般用两枚克氏针纵行穿过骨折面,用钢丝环绕四个外露针端,扎紧,适用于有分离的横骨折。

(3)髌骨部分或全部切除:对髌骨下极小骨折片,可予切除,将髌韧带缝合固定在髌骨残端。严重粉碎性骨折缝合保留髌骨困难者,行全髌骨切除术,在缝合股四头肌和髌韧带时,将股四头肌远端做部分翻转与髌韧带缝合,修补髌骨切除后遗留的缺损,再将两侧扩张部覆盖加强。

3. 功能锻炼

在支具固定和术后的早期,应做患肢的股四头肌等长收缩训练,结合踝关节的背伸跖屈运动,来促进血液循环,减轻肿胀,预防下肢静脉血栓。一般在术后 4~6 周,患肢可在医师的指导下部分负重,注意患肢膝关节的活动范围要由小到大,负重要逐渐增加。

胫骨平台骨折

胫骨平台骨折(fracture of tibial plateau)是膝关节创伤中最常见的骨折之一。胫骨上端与股骨下端形成膝关节,与股骨下端接触的面为胫骨平台,分为外侧面和内侧面,内外侧平台表面覆盖有软骨组织,在软骨面上分别有内外侧半月板覆盖,如此与股骨髁的内外侧面形成关节。胫骨平台是膝的重要负荷结构。

膝关节遭受内翻或外翻暴力的撞击,或坠落造成的压缩暴力等均可导致胫骨平台骨折。胫骨平台骨折是指骨折线累及胫骨近端关节面的骨折,为关节内骨折。多由交通事故、严重撞击等高能量损伤所致。运动伤、摔伤等低能量损伤也可造成此类骨折,尤其易发生于老年骨质疏松患者。胫骨平台骨折常常伴有关节软骨、膝关节韧带或半月板的损伤,漏诊或治疗不当有造成骨折畸形愈合、下肢力线异常及膝关节后期不稳等并发症。因此,如何更好地治疗胫骨平台骨折是创伤骨科医生面临的临床重要课题。

病因

胫骨平台骨折可由间接暴力或直接暴力引起。例如,高处坠落时足先着地,再向侧方倒下,力的传导由足沿胫骨向上,坠落的加速度使体重的力向下传导,共同作用于膝部,由于侧方倒地产生的扭转力,导致胫骨内侧或外侧平台塌陷骨折。又如,当暴力直接打击膝内侧或外侧时,使膝关节发生外翻或内翻,导致外侧或内侧平台骨折或韧带损伤。由于致伤的暴力程度的差异,胫骨平台骨折类型多样,最常见的损伤类型为膝关节处于外翻屈曲位,内侧方的暴力导致膝关节极度外翻,股骨外侧髁撞击胫骨外侧平台,导致胫骨外侧平台劈裂骨折,如暴力严重,可同时导致关节面的塌陷移位。当膝关节处于内翻屈曲位时,外侧的暴力导致股骨内侧髁撞击胫骨内侧平台,导致胫骨内侧平台劈裂骨折。由于内侧平台的骨质硬度远较外侧平台高,故胫骨内侧平台骨折很少会表现为塌陷骨折。随着我国助动车辆的普及,极度屈膝造成的膝关节后侧平台骨折在临床上越来越多见,由于膝关节后侧腘窝部密布重要的神经、血管等组织,给胫骨平台后侧骨折的治疗带来了新的挑战。

　　膝关节是人体最复杂的关节,胫骨平台骨折常常合并膝关节周围软组织损伤,如胫骨外侧平台常合并内侧副韧带或前交叉韧带损伤,而内侧平台骨折又常合并外侧副韧带、交叉韧带或腓总神经、血管损伤。如果韧带损伤严重,骨折可能同时合并膝关节脱位,导致膝关节的重度不稳定。

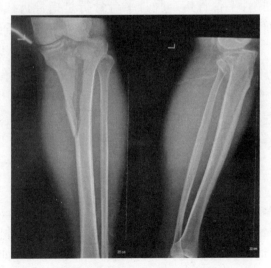

左侧胫骨平台骨折正侧位 X 线片

临床表现

　　胫骨平台骨折后不但有骨折的共性症状,如局部畸形、肿胀、疼痛、异常活动及骨擦感等,还有其特有的体征。胫骨平台左右径比较大,而且在膝关节中位置比较固定。当胫骨平台出现骨折以后会出现膝关节的明显内外翻变形,即常说的"O"型腿或"X"型腿;或伸直、屈曲严重受影响,即常说的伸直、屈曲受限。一般外侧平台骨折比较多见,当出现胫骨平台外侧骨折时,膝关节外翻变形,而且外侧有压痛、肿胀;当出现内侧平台骨折时,膝关节内翻变形。患肢和健肢体对比有明显的内外翻变形,需要特别注意。在检查内外翻畸形时,要注意检查对侧的肿胀及压痛情况,避免出现对侧韧带损伤的漏诊,清晰的膝正侧位 X 线片可显示骨折情况,尤其是无移位骨折。有条件的医院可以行膝关节 CT 扫描及三维重建,可清晰地判断骨折块的移位方向和关节面的塌陷程度,可作为治疗的重要参考。

Schatzker 将胫骨平台骨折分为 6 型,这是临床上常用的胫骨平台骨折分型方法,对治疗有重要参考意义。

- Ⅰ型——外侧平台的单纯劈裂骨折。
- Ⅱ型——外侧平台的劈裂伴关节面塌陷骨折。
- Ⅲ型——外侧平台单纯关节面塌陷骨折。
- Ⅳ型——内侧平台骨折。最常见为劈裂骨折,少数患者出现劈裂合并关节面塌陷骨折。
- Ⅴ型:包括内侧平台与外侧平台劈裂的双髁骨折。
- Ⅵ型:内外侧平台骨折伴胫骨近端干骺端骨折,胫骨髁部与骨干分离,即所谓的骨干-干骺端分离,该损伤类型常合并重要的软组织损伤,比如韧带、半月板、腘动脉等的损伤,由于创伤严重,骨折后易出现骨筋膜室综合征。

治疗

胫骨平台骨折的治疗原则是纠正下肢力线,恢复关节面的平整度,获得良好的膝关节功能,避免后期创伤性骨关节炎的发生。

1. 非手术治疗

（1）适应证：胫骨平台骨折无移位或者骨折塌陷<2毫米，劈裂移位<5毫米，粉碎骨折或不易手术切开复位骨折。

（2）方法：跟骨牵引，重量3~3.5千克，并做关节穿刺，抽吸关节血肿，牵引期4~6周。依靠牵引力使膝关节韧带及关节紧张，间接牵拉整复部分骨折移位，纠正膝内翻或外翻成角，在牵引期间积极锻炼膝关节活动，能使膝屈曲活动达90°，并使关节塑型。

2. 手术治疗

（1）适应证：平台骨折的关节面塌陷>2毫米，侧向移位>5毫米；合并有膝关节韧带、神经、重要血管损伤及出现下肢力线异常。

（2）手术入路：外侧或内侧平台骨折采用相应的前外侧或前内侧弧形切口，双侧平台骨折目前不倾向于采用前正中或"Y"形切口。大量临床工作证实，对双侧平台骨折，采用内外侧联合入路，可有效减少切口软组织并发症。

（3）外侧平台骨折显露：外侧显露自膝外侧副韧带前开始，沿关节线向前内做切口，经髌腱外缘处拐向下达胫骨结节外缘。纵行切开髂筋束，行骨膜下剥离，显露关节囊，对单纯劈裂骨折，可不

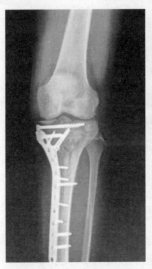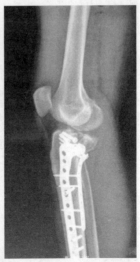

左侧胫骨平台骨折钢板结合螺钉内固定术后正侧位X线片

切开关节囊,行直视下复位。对关节面塌陷骨折需切开关节囊,将关节面复位后再行固定。

(4)内侧平台骨折显露:在膝前内侧,自膝关节线上1厘米处,内侧副韧带前缘部,向前下达胫骨结节内缘做"S"形切口,切开皮肤、皮下,注意保护鹅足腱,必要时可切开部分鹅足腱。骨膜下显露胫骨内侧平台骨折线。

(5)双侧侧平台骨折显露:同时采用外侧及内侧双切口入路,禁止行前方直切口入路,前方直切口入路创伤大,对髌韧带及胫骨结节伤害大,且该切口无法有效暴露平台后缘骨折线。但双切口入路时也要注意,皮瓣切口间距离须>7厘米,否则术后易出现皮桥间皮肤的坏死。

(6)后侧平台骨折显露:膝关节重要的神经血管都位于后侧,后侧平台骨折的显露较内外侧平台的治疗难度更高,并发症更多。对于后内侧平台骨折,可采用俯卧位,行膝后内侧倒"L"形入路。对于后外侧平台骨折,可采用后外侧直切口。

(7)胫骨平台骨折内固定:

• 劈裂骨折(Ⅰ型)——先整复骨折远端,再做由后向前上推挤整复骨折近端,用克氏针暂时固定,骨折近端用拉力松质骨螺钉沿平台关节面软骨下至内侧皮质固定,再安置胫骨外侧平台解剖钢板,螺钉固定,注意螺钉不能穿出关节面。

• 劈裂伴塌陷骨折(Ⅱ型)——翻开劈裂骨折块,暴露塌陷骨折块,利用骨膜剥离子撬拨复位关节面,骨质缺损处可填充同种异体骨或者自体髂骨块,植骨不可过度,应用克氏针临时固定骨折块,复位外侧劈裂骨折块,再用2~3枚克氏针临时固定,安置解剖钢板,螺钉固定,注意该型骨折常合并平台关节面的增宽,有时需要用大号巾钳行钳夹固定,恢复平台宽度。

• 关节面塌陷型骨折(Ⅲ型)——该型骨折外侧无劈裂骨折,需切开关节囊,直视下行塌陷关节面的撬拨复位,可在塌陷关节面的外下方开骨洞,通过骨洞行塌陷关节面的顶撬复位,复位后填充同种异体骨或自体髂骨,克氏针临时固定或者直接应用空心钉导针固定,注意导针不能穿出关节面,测量长度后应用5.0毫米或5.5毫米空心钉固定。

- 内侧平台骨折(Ⅳ型)——对这一类型骨折,必须解剖复位内侧平台骨折块,由于内侧平台骨质坚硬,复位较简单,但如果同时合并膝关节内侧韧带损伤,复位后必须注意膝关节有无半脱位,必要时可行直视下韧带修复术。固定必须应用支撑钢板,否则术后易出现骨折再移位,支撑钢板有时需塑形,加压时注意不能矫枉过正,如有较大碎骨折块无法通过钢板固定,可单独应用螺钉行骨折块的固定。

- 双侧平台骨折(Ⅴ和Ⅵ型)——需行双钢板固定,以达到牢固固定、早期行膝关节功能锻炼的目的,外侧平台应用解剖钢板,内侧平台应用支撑钢板,可同时结合拉力螺钉固定,注意需先行内侧平台固定,内侧平台固定后,可将内侧平台作为骨折复位的参考标准,再行外侧平台的复位固定,双侧钢板远端不能平齐,以免造成术后胫骨干的应力骨折。

(8) 用外固定架治疗复杂胫骨平台骨折:使用外固定架治疗复杂的胫骨平台骨折,能较好维持关节复位及轴向对线,并允许早期治疗,但其条件是必须施以有限的手术,如塌陷骨折开骨窗行植骨垫高,劈裂骨折行空心螺丝钉固定,使关节面平整,才能进一步使用外固定架。另外,外固定架的针必须尽量在关节面下1.5厘米的关节囊外,以免置针感染。

(9) 合并韧带损伤的平台骨折治疗:胫骨平台骨折并发侧韧带损伤,如果未给予治疗,尽管胫骨平台骨折愈合良好,仍可出现关节不稳且晚期结果较差。Bennett和Browner报道,骨折合并半月板损伤为20%,20%有侧副韧带损伤,10%有前交叉韧带损伤,3%有外侧韧带损伤,3%有腓总神经损伤。内侧副韧带损伤最常见于胫骨平台Ⅱ型骨折,而半月板损伤常见Ⅳ型骨折,如果胫骨髁间隆突骨折并移位,可通过骨性隧道将其用钢丝固定,前交叉韧带中部断裂给予缝合,半月板完全断裂给予切除,边缘游离,行缝合。

(10) 关节镜下辅助复位及固定:关节镜下辅助复位及固定技

术正在开始使用,关节镜下手术的软组织损伤少,提供较好关节面显露,并能诊断及治疗并发的半月板损伤。将患肢置于股部固定架上,上气囊止血带,关节镜入口位于膝关节前外侧,并在膝关节间隙上方约2厘米处,然后灌洗膝关节,抽出关节内积血,去除游离骨及软骨碎片,如果外侧半月板嵌入骨折部位,可用钩将其钩出,半月板撕裂通常可修复,评估骨折块塌陷及劈裂情况。对劈裂骨折采用大巾钳向关节中部挤压劈裂骨折片,将之复位,待关节镜下证实复位满意后,经皮拧入6.5毫米松质骨螺丝钉固定。塌陷骨折,在其下方开一骨窗,插入克氏针入骨块内,然后通过带套管的挤压器打入,将其抬高,待关节镜观察复位满意后,拔除克氏针及套管挤压器,所形成骨腔用自体骨及骨水泥充填,最后经皮拧入6.5毫米松质骨螺丝钉。术后早期开始CPM被动活动锻炼功能。

膝关节韧带损伤

膝关节韧带损伤(knee ligament injury)是一种比较常见的疾病,治疗方法较多,但疗效不一。膝关节的关节囊松弛薄弱,关节的稳定性主要依靠韧带和肌肉,以内侧副韧带最为重要,其次为外侧副韧带及前、后交叉韧带。各种原因引起的膝关节韧带出现纤维结构不连接甚至完全断裂分离称为膝关节韧带损伤。膝关节韧带损伤多由于外伤所致,患者剧烈疼痛、关节及周围肿胀、皮下有瘀斑、关节有积液及活动受限,严重影响患者的工作和生活。

膝关节的关节囊松弛薄弱,关节的稳定性主要依靠韧带和肌肉,以内侧副韧带最为重要,它位于股骨内髁与胫骨内髁之间,有深浅两层纤维,浅层成三角形,甚为坚韧,深层纤维与关节囊融合,部分并与内侧半月板相连,外侧副韧带起于股骨外上髁,它的远端的呈腱性结构,与股二头肌腱会合成联合肌腱结构,一起附着于腓骨小头上,外侧副韧带与外侧半月板之间有滑囊相隔。膝关节伸直时两侧副韧带拉紧,无内收、外展与旋转动作;膝关节屈曲时,韧带逐渐松弛,膝关节的内收、外展与旋转动作亦增加。

前交叉韧带起自股骨髁间凹的外侧面,向前内下方止于胫骨髁间嵴的前方。当膝关节完全屈曲和内旋胫骨时此韧带牵拉最紧,防止胫骨向前移动。后交叉韧带起自股骨髁间凹的内侧面,向后下方止于胫骨髁间嵴的后方,膝关节屈曲时可防止胫骨向后移动。

❧ 病因

(1)内侧副韧带损伤:为膝外翻暴力所致,即膝伸直位,膝或腿部外侧受强大暴力打击或重压,使膝过度外展,内侧副韧带可发生部分或完全断裂。

(2)外侧副韧带损伤:主要为膝内翻暴力所致,即膝或腿部内侧受暴力打击或重压,使膝过度内收,外侧副韧带可发生部分或完全断裂。在严重创伤时,侧副韧带、十字韧带和半月板可同时损伤。

(3)前、后交叉韧带损伤:膝关节伸直位下内翻损伤和膝关节屈曲位下外翻的损伤都可以使前交叉韧带断裂。膝关节属于屈曲位或伸直位,来自前方的使胫骨上端后移的暴力都可以使后交叉韧带断裂。

✾ 临床表现

(1)内侧副韧带损伤:多为外来暴力所致,受伤后膝关节不能自主伸直,局部肿胀及皮下淤血,股骨内上髁或胫骨内髁的下缘处有压痛点,膝关节内侧分离试验阳性。若为完全撕裂,在局麻下伸膝拍膝正位 X 线片,可见膝关节间隙内侧增宽。

(2)外侧副韧带损伤:多为外来暴力所致,受伤后膝关节局部肿胀及皮下淤血,股骨外上髁或腓骨小头处有压痛,膝关节外侧分离试验阳性。完全撕裂者,可有异常内翻活动,拍正位 X 线片时,可见膝关节间隙外侧增宽。

(3)前、后交叉韧带损伤:膝交叉韧带位于膝关节深部,严重暴力可造成其损伤。暴力作用于小腿上端,胫骨向前方移位时造成前交叉韧带损伤,胫骨向后移位时造成后交叉韧带损伤。交叉韧带损伤时有一种撕裂感,疼痛剧烈并迅速肿胀,关节内积血,功能障碍,晚期患者行走时膝关节松动,失去稳定。抽屉试验、拉克曼试验、轴移试验均阳性;X 线片显示胫骨向前或向后移位,或见胫骨棘撕脱的骨片;磁共振检查可清晰显示出前后交叉韧带的情况,还可发现意料不到的韧带结构损伤与隐藏的骨折线,关节镜检查对早期诊断和处理交叉韧带损伤也十分重要。

❧ 治疗

国外大量文献报告认为关节囊内韧带(前、后交叉韧带)损伤后不能自发性修复,临床上多采用外科手术修复。关节囊外韧带(内、外侧副韧带)损伤后有较强的自愈能力,特别是对内侧副韧带断裂不需要外科手术修复。

(1)内侧副韧带损伤:在急性期可用弹力绷带包扎,疼痛严重者可用地塞米松磷酸钠局部封闭以减轻疼痛和水肿。慢性期可进行热敷、股四头肌锻炼等疗法。按摩手法治疗也有效果,可让患者仰卧床上,屈髋屈膝。医生扶膝握踝,一面以扶膝之手指揉按内侧副韧带处,握踝之手摇转小腿,再伸直下肢,然后双手合抱膝部揉捻。开始练步时,鞋跟内侧应垫高1厘米以防内翻。若为部分撕裂,可屈膝30°固定,并积极锻炼股四头肌,若为完全断裂,可以手术修补,用半腱肌或股薄肌腱固定于股骨内髁。

(2)外侧副韧带损伤:比内侧副韧带损伤一般要轻,宜休息,在保护局部相对稳定前提下进行肌力锻炼。急性期症状消失后可用手法治疗,患者侧卧床上,伤肢在上,助手固定大腿,医者一手扶膝按揉伤处,一手握踝摇转小腿,交替作拔伸、屈髋、屈膝,按揉伤处。即使外侧副韧带完全断裂,因髂胫束和股二头肌能部分代替外侧副韧带的作用,因而也不会造成严重的障碍。是否手术修补可酌情取舍。对陈旧病变关节不稳的患者,可利用阔筋膜和股二头肌腱移植,重建韧带。

(3)前、后交叉韧带损伤治疗膝交叉韧带损伤以不全撕裂为常见,可先抽尽积血,然后用长腿石膏管型屈膝30°固定6周。在上石膏管型时,在石膏管型即将硬化成型之前,对前韧带损伤的患者,应将胫骨向后推,对后交叉韧带损伤的患者,应将胫骨向前拉。鼓励患者尽早进行股四头肌功能锻炼。若为完全撕裂的患者,则宜手术修补,重建韧带。对前交叉韧带损伤,凡不满2周的前交叉韧带断裂应争取手术缝合,目前主张在关节镜下做韧带缝合术。对后交叉韧带损伤,目前的意见偏向于在关节镜下早期修复。术后用长腿石膏托固定膝部于20°位4周。

应当注意的是,本病多与半月板损伤、膝内外侧副韧带损伤合并存在,应听从医生的建议做周详的检查。

膝半月板损伤

膝半月板损伤(knee meniscus injury)是一种以膝关节局限性疼痛,部分患者有打软腿或膝关节交锁现象,股四头肌萎缩,膝关节间隙固定的局限性压痛为主要表现的疾病。半月板损伤多由扭转外力引起,当一腿承重,小腿固定在半屈曲、外展位时,身体及股部猛然内旋,内侧半月板在股骨髁与胫骨之间受到旋转压力,而致半月板撕裂。

胫骨关节面上有内侧和外侧半月形状骨,叫半月板,其边缘部较厚,与关节囊紧密连接,中心部薄,呈游离状态。内侧半月板呈"C"形,前角附着于前十字韧带附着点之前,后角附着于胫骨髁间隆起和后十字韧带附着点之间,其外缘中部与内侧副韧带紧密相连。外侧半月板呈"O"形,其前角附着于前十字韧带附着点之前,后角附着于内侧半月板后角之前,其外缘与外侧副韧带不相连,其活动度较内侧半月板大。半月板可随着膝关节运动而有一定的移动,伸膝时半月板向前移动,屈膝时向后移动。半月板属纤维软骨,其本身无血液供应,其营养主要来自关节滑液,只有与关节囊相连的边缘部分从滑膜得到一些血液供应。因此,除边缘部分损伤后可以自行修复外,半月板破裂后不能自行修复。半月板切除后,可由滑膜再生一个纤维软骨性的又薄又窄的半月板。正常的半月板有增加胫骨髁凹陷及衬垫股骨内外髁的作用,以增加关节的稳定性和起缓冲震荡的作用。

⚜ 病因

半月板损伤多由扭转外力引起,当一腿承重,小腿固定在半屈曲、外展位时,身体及股部猛然内旋,内侧半月板在股骨髁与胫骨之间受到旋转压力,而致半月板撕裂,造成损伤。

诊断

大多数患者有明确膝扭伤史,受伤后,膝关节有剧痛,不能自动伸直,关节肿胀。膝关节间隙处的压痛是半月板损伤的重要依据。

(1)压痛部位:压痛的部位一般即为病变的部位,对半月板损伤的诊断及确定其损伤部位均有重要意义。检查时将膝置于半屈曲位,在膝关节内侧和外侧间隙,沿胫骨髁的上缘(半月板的边缘部),用拇指由前往后逐点按压,在半月板损伤处有固定压痛。如在按压的同时,将膝被动屈伸或内外旋转小腿,疼痛更为显著,有时还可触及异常活动的半月板。

(2)麦氏(McMurray)试验(回旋挤压试验):患者仰卧,检查者一手握小腿踝部,另一手扶住膝部将髋与膝尽量屈曲,然后使小腿外展、外旋和外展、内旋,或内收、内旋,或内收、外旋,逐渐伸直。出现疼痛或响声即为阳性,根据疼痛和响声部位确定损伤的部位。

(3)强力过伸或过屈试验:将膝关节强力被动过伸或过屈,如半月板前部损伤,过伸可引起疼痛;如半月板后部损伤,过屈可引起疼痛。

(4)侧压试验:膝伸直位,强力被动内收或外展膝部,如有半月板损伤,患侧关节间隙处因受挤压引起疼痛。

(5)单腿下蹲试验:用单腿持重从站立位逐渐下蹲,再从下蹲位站起,健侧正常,患侧下蹲或站起到一定位置时,因损伤的半月板受挤压,可引起关节间隙处疼痛,甚至不能下蹲或站起。

(6)重力试验:患者取侧卧位,抬起下肢作膝关节主动屈伸活动,患侧关节间隙向下时,因损伤的半月板受挤压而引起疼痛;反之,患侧关节间隙向上时,则无疼痛。

(7)研磨试验:患者取俯卧位,膝关节屈曲,检查者双手握住踝部将小腿下压同时作内外旋活动,损伤的半月板因受挤压和研磨而引起疼痛;反之,如将小腿向上提再作内外旋活动,则无疼痛。

(8)膝关节镜检查:通过关节镜可以直接观察半月板损伤的部位、类型和关节内其他结构的情况,有助于疑难病例的诊断。

临床表现

(1)大部分患者无外伤史,伤后逐渐肿胀,伤侧较显著。

(2)疼痛往往发生在运动中的某种体位,体位改变后疼痛即可能消失。疼痛部位在两侧关节间隙。

(3)行走可,但乏力,上下楼梯时尤为明显,且伴有疼痛或不适。病程长者,股四头肌会逐渐萎缩。

(4)交锁症状。当运动中,股骨髁突入半月板之破裂处而又不能解除,可突然造成膝关节的伸屈障碍,形成交锁。放松肌肉、改变体位、自主或被动地旋转伸屈之后,交锁多可解除。

治疗

1. 非手术治疗

非手术治疗包括膝关节内积液抽吸、弹性绷带加压包扎,以及石膏管型固定并加强股四头肌锻炼等。适用于症状轻或有明显退变者。早期诊断处理及时,没有较大的血肿,症状不严重者,如无膝关节"卡""交锁"的现象,股四头肌无萎缩现象,中老年患者或者医生根据磁共振检查判断患者不用手术者。这部分人中有些人能像正常人一样参加体育运动,但也要在一年半至两年以后。如关节有明显积液(或积血),应在严格无菌操作下抽出积液;如关节有"交锁",应用手法解除"交锁",然后用上自大腿上1/3下至踝上的管型石膏固定膝关节于伸直位4周。在固定期间和去除固定后,都要积极锻炼股四头肌,以防肌肉萎缩。运动员或体育爱好者还想继续从事体育活动,一般会建议其选择手术治疗,但是手术不是一件简单的事情,除费用高昂外,还要进行科学的康复锻炼。另外,手术本身是一次有规则的较大创伤,少数人术后膝关节功能会出现一定程度的受限。

2. 手术治疗

手术是治疗半月板损伤最有效的途径,手术治疗通过切除损伤的半月板、取出游离的半月板碎片,从根本上治疗半月板损伤,目前关节镜手术在临床上的引入为微创治疗半月板损伤开辟了广阔的前景,关节镜可用于半月板损伤的治疗,半月板边缘撕裂可行缝合修复,通常行半月板部分切除,保留未损伤的部分。对早期怀疑半月板损伤者可行急诊关节镜检查,早期处理半月板损伤,缩短疗程,提高治疗效果,减少损伤性关节炎的发生。关节镜手术创伤小、恢复快,目前国际上许多优秀的运动员的半月板损伤都是采用关节镜手术进行治疗和康复的。

(1)半月板血液供应区损伤修复:半月板血液供应区的损伤,特别是纵形裂伤,可行缝合手术使其愈合,该手术预后良好,这已为许多实验和临床研究证实。但在一个长达10年的前瞻性观察中,不少做过此类手术的患者X线片提示有关节退变征象,这说明这种修复的损伤的半月板的生物力学功能或许并未完全重建。

(2)半月板无血液供应区损伤修复:半月板无血液供应区损伤的修复相对较难,成为膝关节外科中的一个难题。半月板无血液供应区较小而规整的损伤,如桶柄样撕裂等,往往行部分切除术,疗效尚可,但这毕竟或多或少损害了半月板的生物力学功能。目前虽然发现有许多方法可处理半月板无血液供应区损伤,但临床研究较少,这方面有待开拓。

(3)半月板严重损伤:半月板严重损伤时,只得行全切除手术,此时可行冰冻半月板和半月板假体移植。但半月板假体移植术存在不少难题,如假体的生物力学功能不能达到要求,假体难于固定,移植后关节退变仍然明显等。

(4)软骨再生:软骨再生由于着眼于内部修复膝关节半月板,

所以受到普遍欢迎,半月板是一块大软骨,如果实现了软骨再生,也就意味着半月板的再生,因此成为国际前沿医疗努力追求的目标。

膝关节化脓性关节炎

化脓性细菌引起的关节内感染,称为化脓性关节炎(suppurative arthritis),儿童较多见,常为败血症的并发症,也可因手术感染、关节外伤性感染、关节火器伤等所致。关节内注射类固醇等药物,无菌要求不严易发生感染。

❀ 病因

(1)全身抵抗力降低:膝关节化脓性关节炎多见于儿童和老年人,因为他们抵抗细菌的能力差。还可见于遗传缺陷或者用了妨碍机体防御机制的药物(如糖皮质激素或免疫抑制剂)后的患者,慢性疾病者也易并发化脓性关节炎,特别是恶性肿瘤、慢性肝病、糖尿病和系统性红斑狼疮等。

(2)类风湿关节炎:是膝关节化脓性关节炎重要的易感因素。化脓性关节炎患者大部分有长期血清反应阳性的病史。类风湿关节炎并发化脓性关节炎的患者中,约有50%曾口服或关节内注射糖皮质激素,而且约75%为金黄色葡萄球菌所引起,治疗效果差。

(3)关节退行性变:原发或继发的关节退行性变,都易引起化脓性关节炎。

(4)严重创伤的关节以及血友病患者也是倾向因素:伴有慢性滑膜炎的关节内积血,以及骨和软骨的组织结构破坏都可成为感染灶。穿刺抽出的血性滑膜液应常规培养。

(5)静脉内用药是重要的危险因素:有些感染由革兰氏阴性杆菌引起,如绿脓杆菌。此外静脉内放置导管或血液透析也是同样的危险因素。

(6) 医源性化脓性关节炎：膝关节腔穿刺、糖皮质激素或放射性药物的关节内注射均可引起膝关节化脓性关节炎。

❋ 临床表现

患者可能曾有其他部位的感染病灶，或近期有外伤史。起病急骤，全身不适，食欲减退，高热、恶寒，体温达 38.5～40℃，出汗，脉搏快速。多为单关节发病。膝关节疼痛、红肿、皮温增高，关节间隙明显压痛，活动时疼痛加剧，肌肉紧张。患肢不能负重，膝关节呈痉挛性屈曲。晚期则有关节畸形、病理性脱位、窦道或关节强直等后遗症。

(1) 全身症状：主要表现为急性发病、畏寒、寒战、高热、周身不适、食欲减退等全身毒血症症状，血行性感染者可有原发病灶的相应症状和体征，但有时原发病灶并不明确。直接污染引起的膝关节感染者，一般都有膝关节损伤，关节穿刺或关节手术病史。

(2) 局部症状：一般为单关节发病。膝关节剧烈疼痛，关节活动明显受限，多呈半屈曲被动体位。拒绝触动。

(3) 不典型表现：婴幼儿、年老衰弱及使用免疫抑制剂、糖皮质激素治疗患者，发生膝关节化脓性感染时，全身和局部症状可不显著，但关节的损害却不因此而稍轻，要注意辨别膝关节化脓性感染所带来的细微变化，通过详尽检查，争取及早做出诊断以免延误治疗而导致严重的关节破坏和运动的丧失。

❋ 治疗

急性膝关节化脓性关节炎的治疗必须遵循以下原则：① 及早、有效、足量地应用抗生素治疗，以控制、消灭病原菌，杜绝感染源。② 受累关节制动。③ 充分有效脓液引流、降低关节内压力，减少有害因素对软骨的破坏及后遗症。④ 全身支持治疗，提高机体抵抗力。⑤ 适时功能练习。

1. 抗生素的治疗

（1）早期及时应用抗生素：在感染的微生物确定前即应使用抗生素。若确定为革兰氏阳性菌，开始时用抗青霉素酶的青霉素。若抗甲氧西林的金黄色葡萄球菌占优势，用万古霉素。确定革兰氏阴性菌后，开始时用氨基糖苷类抗生素和抗假单孢菌青霉素或第三代头孢菌素治疗。一旦确定了细菌，得出抗生素的药敏试验后，重新考虑抗生素及剂量。早期应用抗生素不仅可迅速控制感染，还可使病变逆转，减少后遗症。

（2）给药途径：急性期需静脉给药，剂量要足够，疗程 10 天至 2 周。每天分几次给药，每次间隔 6~8 小时。

（3）制定治疗方案：感染的微生物确定后，必须根据敏感试验的结果制定出确切的治疗方案。可继续用最初的抗生素，也可用更适当的抗生素。应反复进行滑膜液的细菌培养。抗生素治疗宜持续到症状消失后 2 周。

（4）感染后滑膜炎：必须注意对感染后膝关节滑膜炎的治疗。治疗时可加用非类固醇抗炎药物，但必须用抗生素治疗数天后才能加用。培养为阴性，关节内炎症反应持续几周，以及不宜关节切开或做关节镜检查的患者，可考虑关节内注射。抗生素的应用必须持续到滑膜炎症状消失为止。

2. 关节制动

受累关节制动后，可减轻疼痛，使炎症易于控制。可用石膏托固定或用支具固定。支具固定的优点是不影响局部处理，也不像石膏那样，易因浸湿折断，需反复更换。关节应制动于功能位，如果发生强直时，关节会强直于功能位置。

3. 关节引流

化脓性关节炎的治疗原则之一是迅速、完全充分地引流脓性渗出物，可减少关节腔的压力和破坏，减少毒血症反应。脓液中的有害介质，对关节软骨破坏迅速。引流的目的就是要去除这些有害物质，减少关节的损害。引流能降低关节内压力，缓解疼痛等症状,也能缓解全身毒血症。有时引流是挽救生命的紧急措施。关节引流主要有穿刺引流、单纯切开引流和持续冲洗负压吸引引流3种。

🌸 饮食建议

膝关节化脓性关节炎患者应减少酸性食物的摄入。正常人的血液呈弱碱性,pH 为 7.35~7.45,在这个范围内机体功能正常运作。食物的酸碱性不是指食物的味道是酸或是甜,而是指食物在体内新陈代谢的最终产物是酸性的还是碱性的。米、麦、糖、酒、鱼、肉、蛋及动植物油脂属酸性食物,它们在体内经生物氧化的最终产物是碳酸;某些含硫磷较多的食物,如含蛋氨酸和胱氨酸的蛋白质及磷脂,因在体内会氧化分解成硫酸和磷酸,故也属酸性食物。碱性食物有蔬菜、水果、薯类和海藻(紫菜、海带和海菜等),它们含有丰富的钾、钠、钙、镁等碱金属元素。

膝关节结核

膝关节结核(tuberculosis of knee joint)是指由结核菌感染膝关节腔,引起膝关节肿胀、疼痛、活动障碍,后期出现脓肿甚至窦道等一系列感染症状的一种疾病。膝关节结核是一种继发性病变,绝大多数由肺结核转变而来。膝关节结核以10岁以下儿童多发,性别上无明显差别,儿童膝关节结核由于病程长,易累及骨骺,故常常引起患肢的发育生长畸形。膝关节结核通常分为单纯滑膜结核、单纯骨结核和全关节结核。一般单侧发生,双侧同时患结核的病例罕见。

病因

膝关节是全身最大的屈成关节,它的关节面是由半球形和平台组成,不相适应,也不稳定,容易损伤。膝关节位于下肢负重的中点,关节所受的杠杆作用力很大,因此膝关节容易发生劳损和扭伤,从而造成关节血肿滑膜损伤。另外,膝关节是全身滑膜最多的关节,有着丰富的末梢血管网,血流较缓慢,结核菌易在此沉积生长。

人类结核病是由人型和牛型结核杆菌引起,它一般不直接侵犯骨与关节,而是由肺部病变后血运转移至骨关节发病。结核菌生长缓慢,它随血行到达骨与关节组织后,在没有适宜的生长环境时,可长期潜伏。一旦机体的抵抗力和免疫力下降,结核菌即大量繁殖,其数量和毒力大大增加,从而导致发病。

临床表现

1. 一般临床表现

全身症状较轻,如若合并有全身其他活动性结核时则症状可加重。全身症状可表现为低热、盗汗、贫血、消瘦、易疲劳、食欲不振和血沉加速等。儿童患者可因夜间自身暂时失掉对患病关节的保护后,突然引发的活动疼痛而产生夜啼、易哭闹等特有表现。

2. 症状体征

(1)疼痛与压痛:单纯滑膜结核一般疼痛较轻,以隐痛为特点;劳累加重,休息则轻。单纯骨结核也表现为膝痛较轻,但局部压痛明显而局限。全关节结核可剧烈疼痛。特别是活动时痛重,膝部广泛压痛,儿童夜啼。

(2)肿胀:单纯滑膜结核可见关节呈普遍肿胀,当关节内渗液多时浮髌试验为阳性,但后期的滑膜结核以肥厚增生为主,这时检查膝关节时手下可有"揉面"感。单纯骨结核的肿胀常常局限在一侧,浮髌试验常有阴性。全关节结核肿胀明显并且广泛,呈硬皮球样感觉。

(3)肌肉萎缩:以股四头肌萎缩为主,全关节结核因膝关节功能明显障碍,肌肉萎缩明显,加之膝部肿胀,故呈典型的梭形畸形。

(4)功能障碍跛行:膝关节骨质破坏及肌肉萎缩和保护性痉挛等,常造成膝关节病理性半脱位,故病情治愈后也遗留跛行和畸形。

(5)脓肿及窦道:如感染控制不佳,感染的膝关节出现关节腔内脓液生成,脓肿压力到一定程度后,会自行突破皮肤,出现皮肤窦道,此时脓液会顺窦道流出,膝关节腔压力骤减,患者自觉症状好转。

(6)淋巴结肿大:在结核感染后期,结核菌或合并其他细菌出现混合感染,会引起下肢淋巴结反应性肿大,以腹股沟淋巴结肿大为多见。

❧ 治疗

膝关节结核的治疗主要为全身治疗和局部治疗。局部治疗又分非手术治疗和手术治疗。全身和局部治疗的密切配合、非手术和手术治疗的正确选择可使膝关节结核的治愈率大大提高。

1. 全身治疗

（1）支持疗法：增加高蛋白质、高维生素饮食，少量多次输新鲜血以纠正贫血。注意休息及局部制动。

（2）全身抗结核药物的应用：用药原则为早期、联合、适量、有规律和全程用药。

• 异烟肼——成人 0.3~0.6 克，分次或顿服，一般用药应不少于 6 个月，最长可达 2 年，为抗结核首选药，效果好，毒性低。其主要副作用为肝损害。常可加用维生素 B$_6$ 以减少毒性反应。

• 链霉素——成人每天肌注 1 克，最长连续使用 6 周，可间隔 2 周后再重复使用，为抗结核首选用药。其主要副作用是对第 8 脑神经损害，特别是儿童要注意用药期间的听力变化。

• 对氨基水杨酸钠——成人每天 6~12 克，分 3 次口服，3 个月 1 个疗程，可连续使用 1~3 个疗程。此药抑菌作用较强，与其他药物联合应用能使结核菌耐药性延缓发生，但胃肠道反应大，有被利福平和乙胺丁醇取代趋势。

• 利福平——成人每天顿服 450~600 毫克，一般有消化道不适和短暂的肝功能损害。因此，服用此药时常加保肝药同服。

• 乙胺丁醇——成人每天顿服 250 毫克，8 周后改为每天 15 毫克维持量，可引起胃肠道不适和球后视神经炎。

• 吡嗪酰胺——成人每天 1.5 克分 3 次口服，大量服用亦可引起肝损害。

上述抗结核药物中，异烟肼、链霉素和对氨基水杨酸钠同为首选一线抗结核药物。二线药物为利福平、乙胺丁醇和吡嗪酰胺。另外卡那霉素可代替链霉素应用。膝关节结核病程较长，结核病变的早期控制可以得到良好的疗效。因此在同时应用 2~3 种药，甚至2~4种药联用的同时,还要有足量的疗程。一般全身抗结核药的使用时间为1~2年。

2. 局部治疗

(1)局部制动:膝关节结核通过牵引或石膏制动可达到休息的目的和防止畸形的发生。

(2)关节穿刺:在髌上囊内或外侧,也可在髌股关节间隙处穿刺,抽出结核性渗液,注入无菌生理盐水,反复几次,待抽出的生理盐水清亮后,再注入异烟肼200毫克(儿童100毫克),每周1~2次,3个月为1个疗程。链霉素也可行关节内注射,每次1克,每周1~2次,3个月为1个疗程。但因此药对关节刺激性大,一般少用。如若使用,可加入1%普鲁卡因4毫升共同注入关节腔内。异烟肼和链霉素亦可合用,每次异烟肼100~200毫克,链霉素0.5~1克,每周1~2次。

3. 手术治疗

手术的目的是清除病灶、矫正畸形,尽量保存关节功能。

常用的手术方法为关节切开滑膜清除、结核病灶彻底清除,必要时行内固定辅助支撑,尽量保留软骨组织,同时行充分的引流。

饮食建议

膝关节结核患者宜食梨、荔枝、甘蔗、核桃、橘子、石榴、无花果,要坚持"四高"原则,即高热量、高蛋白质、高维生素、高膳食纤维,并多喝水;忌烟酒。患者服用异烟肼期间,忌食含乳糖的食品及无鳞鱼如金枪鱼、鲐鲅鱼、马条鱼、竹荚鱼、鱿鱼、沙丁鱼等;服用利福平时忌食牛奶。

膝关节骨关节炎

膝关节骨关节炎（osteoarthritis of knee joint）是指由于膝关节软骨变性、骨质增生而引起的一种慢性骨关节疾患，又称为膝关节增生性关节炎、退行性关节炎及骨性关节病等。本病多发生于中老年人，也可发生于青年人；可单侧发病，也可双侧发病。

🌸 病因

（1）慢性劳损：长期姿势不良，负重用力，体重过重，导致膝关节软组织损伤。

（2）肥胖：体重的增加与膝骨性关节炎的发病概率成正比，亦是导致病情加重的因素，肥胖者的体重下降则可以减少膝骨关节炎的发病。

（3）骨密度：当软骨下骨小梁变薄、变僵硬时，其承受压力的耐受性就减少，因此，骨质疏松者出现骨性关节炎的概率就高。

（4）外伤和力的承受：经常的膝关节损伤，如骨折、软骨、韧带的损伤。异常状态下的关节，如在髌骨切除术后环节处于不稳定状态时，当关节承受肌力不平衡并加上局部压力，就会出现软骨的退行性变。正常的关节和活动甚至剧烈运动后是不会出现骨性关节炎的。

（5）遗传因素：不同种族的关节受累情况是各不相同的，如髋关节、腕掌关节的骨性关节炎在白种人中多见；性别亦有影响，在女性中较多见。

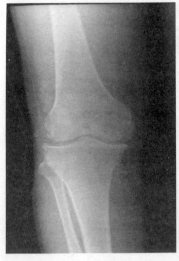 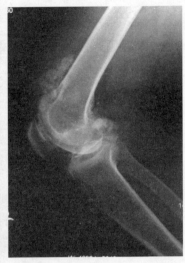

右侧膝关节骨关节炎正侧位 X 线片

临床表现

（1）发病缓慢，多见于肥胖的中老年女性，往往有劳累史。

（2）膝关节痛是本病患者就医常见的主诉。膝关节活动时疼痛加重，其特点是初起疼痛为阵发性，后为持续性，劳累时及夜间更加严重；上下楼梯疼痛明显，尤其是下楼时，疼痛呈单侧或双侧交替出现，出现关节肿大，多因骨性肥大造成，也可能存在关节腔积液。出现滑膜肥厚的很少见。严重者出现膝内翻畸形。

（3）膝关节活动受限，甚则跛行。极少数患者可出现交锁现象或膝关节积液。

（4）关节活动时可有弹响、磨擦音，部分患者关节肿胀，日久可见关节畸形。

治疗方法

1. 非手术治疗

非手术治疗包括理疗、药物治疗、注射疗法和中医中药治疗等。膝关节骨关节炎的药物治疗包括：① 非甾体类药物,如布洛芬;② 氨基葡萄糖类药物,如盐酸氨基葡萄糖、硫酸氨基葡萄糖;③ 外用药物,如双氯芬酸二乙胺乳胶剂或者布洛芬乳剂,或者活血止痛膏等;④ 中药,如龙血竭、盘龙七片、金天格、骨疏康;⑤ 关节腔注射药物,玻璃酸钠或激素注射。

2. 手术治疗

（1）膝关节镜下探查与清理术：用于诊断治疗膝关节疾病比较安全、实用的新技术,患者痛苦小、并发症少,具有恢复快、疗效显著的特点。

（2）人工膝关节置换术：人工膝关节置换术是通过手术将病损的膝关节部分或全部由人工制造的关节部件所代替,是将已磨损破坏的关节面切除,如同装牙套一般,植入人工关节,使其恢复正常平滑的关节面。

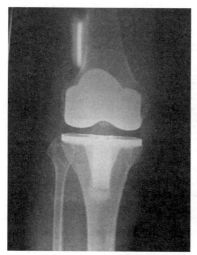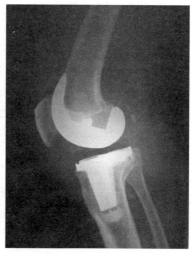

右侧全膝关节置换术后正侧位 X 线片

主 要 参 考 文 献

韩纲,迟志永.成人股骨头缺血性坏死全髋关节置换疗效分析.中国矫形外科杂志,2000,7(2):193-194.

侯洪涛,陈柯,刘又文,等.老年 GardenⅢ型股骨颈骨折内固定治疗的临床研究.中国中医骨伤科杂志,2016,24(8):33-36.

侯筱魁,孙骏.胫骨平台骨折的现代治疗.中华创伤骨科杂志,2004,3:244.

李宁,邓桂,王华,等.股骨近端防旋髓内钉与 InterTAN 治疗股骨粗隆间骨折的比较研究.临床外科杂志,2013,21(7):542-544.

李悦芃,田京.不稳定股骨转子间骨折的手术治疗进展.临床骨科杂志,2011,14(2):210-213.

荣国威,王承武.骨折.北京:人民卫生出版社,2004:929-994.

唐朴勤,周雪松,陈晓婷,等.人工股骨头置换与全髋关节置换在治疗老年股骨颈骨折中的疗效比较.武汉大学学报(医学版),2014,35(1):143-145.

王亦璁.骨与关节损伤.4 版.北京:人民卫生出版社,2007:1275-1293.

夏胜利,王秀会,付备刚,等.闭合复位 3 枚空心钉内固定治疗股骨颈骨折的疗效分析.中国骨与关节损伤杂志,2014,29(4):325-327.

胥少汀,李昭荣.慢性骨髓炎的手术治疗.中国骨肿瘤骨病,2003,2(5):286.

叶伟龙,招卫乾,陈忠.Ficat 分期对介入治疗股骨头坏死的疗效影响.医学信息(西安).2013,(5):142-143.

Ahn JH, Lee YS, Chang JY, et al. Arthroscopic all inside repair of the lateral meniscus root tear. Knee, 2009, 16(1):77.

Henry SL. Supracondylar femur fractures treated percutaneously. Clin Orthop, 2000, 375:51.